Magnesiumöl

Entdecken Sie die verborgene Heilkraft von Magnesium

Mit der transdermalen Magnesiumtherapie Muskelverletzungen heilen, Gelenkschmerzen vorbeugen, die Zahngesundheit erhalten uvm.

Maximilian von Danwitz

📑 INHALT

Einen Magnesiummangel erkennen 47

Benötigt der Körper Magnesium? 60

Die Wirkung erhöhen oder verringern

62

Vorwort

In diesem Ratgeber erfahren Sie alles Wissenswerte zu der transdermalen Magnesiumtherapie. Was ist eigentlich Magnesiumöl und welche Aufgabe besitzt überhaupt Magnesium für den Körper? Wie wirken andere Mikronährstoffe und welchen Einfluss haben sie aufeinander? Vielleicht haben Sie ja schon einmal von der neuen Art der Magnesiumsubstitution gehört. Der Magnesiummangel gehört in der heutigen Gesellschaft fast schon zum Standard. Doch warum ist das so? Liegt es an der schlechten Ernährung und an zu wenig Bewegung? Können vielleicht auch bestimmte Krankheiten dafür ursächlich sein? Oder liegt es an der heutigen Agrarwirtschaft und an der Art der Lebensmittelgewinnung? Welche Symptome treten bei einem Magnesiummangel aber auch bei einem Magnesiumüberschuss auf? Dies und vieles mehr erfahren Sie hier in diesem Ratgeber.

Auch ob es gewisse Risikogruppen gibt, wie Sie das Magnesiumöl richtig anwenden und warum gerade diese Form der Magnesiumanwendung deutlich besser als die orale Einnahme ist, erfahren Sie hier außerdem. Dieses Öl ist vor allem bei Sportverletzungen, Muskelschmerzen und Verspannungen das Mittel der Wahl. Doch warum? Und welche weiteren Anwendungsgebiete gibt es noch? Hier wird Ihnen erklärt, wie Sie die Aufnahme des Öls erhöhen aber auch durch bestimmt Dinge verringern können.

Auf welche kleinen Dinge Sie bei der transdermalen Anwendung achten müssen und wie Sie das Risiko auf mögliche Nebenwirkungen minimieren können, erfahren Sie hier außerdem. Auch Studien zu der Wirksamkeit werden hier beschrieben. Lesen Sie also gespannt diesen Ratgeber und nehmen Sie am Ende einen deutlichen Mehrwert für sich mit. Sie werden verstehen wieso gerade diese Form der

Magnesiumanwendung so vorteilhaft ist und wie auch Sie, Ihre Gesundheit damit langfristig steigern können und wie Sie mit dieser Anwendung bestimmte Krankheiten fernhalten können und so gesund bleiben. Viel Spaß beim Lesen.

Was ist Magnesiumöl?

Magnesiumöl bzw. Magnesiumchlorid, stammt aus der Gruppe der Mineral-salze. Also versteht man unter Magnesi-umöl im eigentlichen Sinne eine hoch konzentrierte Magnesiumchlorid-Wasser-Lösung, die aufgrund ih-res Gehalts eine extrem hygroskopische Lösung ist. Es ist also in dem Sinne gar kein Öl, sondern es ver-dankt seinem Namen eigentlich nur der öligen Kon-sistenz, die es besitzt. Das Magnesium liegt hier in dieser Lösung in ionisierter Form vor. Aufgrund der hohen Konzentration ist es nur für die transdermale Anwendung geeignet.

Natürliche Magnesiumquellen

Als acht häufigstes Element in der Erdkruste, kommt Magnesium hauptsächlich in mineralischen Ablagerungen wie Dolomit, Bischofit und Magnesit vor. Dolomit findet man vor allem in Gebirgsketten der südlichen Kalkalpen, gemeinsam mit dem Kalkstein, vor. Für den Organismus liefern jedoch Ursalzformen das beste Magnesium. Dazu zählt auch das Bischofit. Dieses Mineral ist selten und kommt nur an wenigen Gegenden vor. Ein Ort ist das ehemalige Zechsteinmeer, welches vor etwa 250 Millionen Jahren in Europa existierte. Bei diesem Mineral handelt es sich um ein wasserhaltiges Magnesiumchlorid, welches zu der Klasse der Halogenide gehört. Ein hohes Magnesiumchlorid-Vorkommen existiert noch heute im Totem Meer, welches einst aus dem Zechsteinmeer entstanden ist.

In diesem Ratgeber steht zwar die transdermale Anwendung im Vordergrund, doch man kann Magnesium auch über die Nahrung aufnehmen.

So sind gewisse Lebensmittel gute Magnesiumlieferanten. Zu diesen Lebensmitteln gehören:

- Quinoa
- Amaranth
- Kürbiskerne
- Meeresalgen
- Blattgemüse
- Sonnenblumenkerne
- Mandeln
- Sesam
- Mohn
- Brennessel

- Hülsenfrüchte
- Reis
- Spinat
- Brokkoli

Wozu gibt es Magnesium?

Magnesium ist für viele verschiedene Körperfunktionen und Vorgänge im Körper von hoher Bedeutung. Daher ist es eines der wichtigsten Stoffe im Körper. Es trägt nicht nur zur besseren Muskelfunktion und Muskelentspannung bei, sondern es stärkt ebenso die Nervenbahnen sowie ihre Funktion und das Immunsystem. Der Knochenaufbau wird durch Magnesium unterstützt und der Körper bekommt neue Energie. Es ist das Schlüsselmineral unter allen Mineralstoffen. Denn es steuert den gesamten Stoffwechsel, indem es auf alle Funktionen Ihres Körpers zugreifen kann. Es ist außerdem die Voraussetzung für die Energiegewinnung, das Wachstum und es übernimmt eine Art Schlüsselstellung für alle anderen Mineralstoffe bei der Koordination ein. Steht ausreichend Magnesium dem Körper zur Verfügung, können die anderen Mineralstoffe im Körper ihre gesamte Wirkung entfalten. Fehlt dem Körper nun das Magnesium, können Mineralien wie zum Beispiel Calcium vom Körper nicht verwendet werden.

Man kann also zu der Wirkung von Magnesium auf den Körper zusammenfassend sagen, dass es die Verwertung von allen Mineralien koordiniert, die Gefäße schützt, Verkalkungen verhindert, an allen Stoffwechselvorgängen beteiligt ist und das LDL-Cholesterin senkt. Des Weiteren stärkt es die Zähne und die Knochen, es verhindert Blutgerinnsel und sorgt für entspannte Gefäße und Muskeln. Es gibt dem Körper Energie, Kraft und Ausdauer und schützt Sie somit gegen Stress und beruhigt das Nervensystem, sodass ein guter Schlaf möglich ist.

Im Darm sieht die Aufnahme jedoch anders aus. Dort wird nur rund 30 Prozent des aufgenommenen Magnesiums resorbiert. Außerdem nimmt die Aufnahmefähigkeit im Alter ab. Das kann der Grund sein, weshalb viele ältere Menschen mit starken Muskelkrämpfen zu tun haben, obwohl sie seit langer Zeit schon Magnesium oral einnehmen.

Der menschliche Körper besteht aus etwa 100 Billionen Zellen. Alle diese Zellen müssen Energie produzieren. Die Produktion von Energie wird in der Biochemie als ATP (Adenosintriphosphat) also einem Nukleid, beschrieben. Von dem Organismus wird ATP allerdings nicht nur in der Zelle, also intrazellulär, sondern auch außerhalb der Zelle, also extrazellulär, benötigt. Denn es reguliert die Durchblutung und hemmt Entzündungen. Doch fällt nun die Menge an Adenosintriphosphat unter den gesunden und normalen Wert, werden von dem Körper degenerative und kranke Zellen gebildet. Damit jedoch gesunde Zellen gebildet werden können, wird Magnesium benötigt.

Zusammengefasst kann man also sagen, dass alle Zellen die sich in unserem Körper befinden durch ATP mit Energie versorgt werden. Um allerdings ATP herzustellen, braucht der Körper ausreichend Magnesium.

Das heutige Problem stellt jedoch die Lebensweise vieler Menschen dar. Die wenigsten Menschen nehmen die empfohlene Dosis von 400 mg pro Tag zu sich. Die meisten kommen nur auf etwa 200-250 mg pro Tag. Kommen dann noch Erkrankungen und Stress dazu oder es besteht aus einem anderen Grund ein erhöhter Bedarf an Magnesium, kommt es zu einer Mangelerscheinung und Minderversorgung.

Folgend sehen Sie eine kurze Übersicht zu den Wirkungen von Magnesium auf die verschiedenen Körperabläufe.

- Magnesium unterstützt das Elektrolytgleichgewicht
- Es verringert Müdigkeit und Ermüdung
- Es unterstützt und trägt zu einem normalen Energiestoffwechsel und zu einer normalen Eiweißsynthese bei
- Magnesium unterstützt die normale Muskelfunktion
- Es unterstützt die normale Funktion des Nervensystems
- Magnesium trägt zur normalen psychischen Funktion bei
- Es unterstützt die Erhaltung von normalen Knochen und Zähnen

- Magnesium besitzt eine Funktion der Zellteilung

Risikogruppen

Wie bei vielen Krankheiten gibt es auch bei der Nährstoffversorgung sogenannte Risikogruppen. Also Gruppen bei denen das Risiko an einer Krankheit und in diesem Fall an einer Nährstoffunterversorgung zu leiden, höher ist, als bei anderen Menschen die nicht in diese Gruppe fallen.

Zu dieser Gruppe gehören zum einen die Menschen die spezielle Diäten durchführen sowie einer einseitigen Ernährung nachgehen. Aber auch Menschen die an Appetitverlust, Kau- und Schluckbeschwerden leiden zählen dazu. Durch den verringerten Appetit wird zu wenig Magnesium über die Nahrung aufgenommen. Durch Kaubeschwerden wird die Nahrung nicht richtig gekaut, sodass es dem Körper schwerer fällt, die Nährstoffe aus der Nahrung aufzuspalten und aufzunehmen. Zum anderen gehören zu dieser Gruppe Veganer, chronisch kranke Menschen, Senioren, schwangere und stillende Frauen sowie Kinder und Jugendliche.

Mikronährstoffe

Magnesium interagiert mit anderen Mikronährstoffen wie Vitamin D und Kalzium, dies geht aus einer Untersuchung aus dem Jahr 2016 unter der Leitung von Andrea Rosanoff, hervor. Durch diese komplizierte Interaktion kann also ein Kalziummangel den Magnesiumgehalt im Körper beeinflussen. Es ist schon länger bekannt, dass ein Magnesiummangel meistens zusammen mit einem Kalziummangel auftritt. So wurde schon vor längerer Zeit festgestellt, dass wenn sich ausreichend Magnesium im Körper befindet, weniger Kalzium für die Bewegung nötig ist. Doch sind diese beiden Nährstoffe im Ungleichgewicht, kann es zu einer Entstehung von chronischen Krankheiten kommen. Ein viel zu hoher Kalziumwert begünstigt Arthrose und ein zu geringer Magnesiumgehalt führt zu chronischen Schmerzen und anderen Erkrankungen. Magnesium ist allerdings auch noch für andere Dinge zuständig. So ist es ein Cofaktor für die Aktivierung von Vitamin D, es ist also mit zuständig dafür, dass Vitamin D im Körper aufgenommen und verstoffwechselt wird. Fehlt Magnesium, kann das Vitamin D also nicht ausreichend aufgenommen werden.

Doch auch Kalium ist ein sehr wichtiger und nicht zu vergessender Mineralstoff. Kalium ist der wichtigste Mineralstoff im Zellinneren. Die Speicherung von Energie in die Zelle ist sehr stark von dem Kaliumgehalt im Körper abhängig. So kann bei einem bestehenden Kalium-Mangel das Gewebe keine Energie in Form von Glykogen und Eiweißen speichern. Die Versorgung von Kalium im Körper profitiert und ist verbessert, wenn außerdem eine ausreichende Magnesiumversorgung vorliegt. Denn das Magnesium ist für den Transport von Kalium in die Zellen unersetzbar.

Wie es verwendet wird

Das Magnesiumöl dient der transdermalen Anwendung. Das bedeutet, dass es zur äußerlichen Anwendung verwendet wird. Die leichteste Methode zur Nutzung ist das aufsprühen auf die Haut. Sie können das Öl aber auch auf anderem Wege auf die betroffenen und gewünschten Stellen auftragen. Sie sollten jedoch darauf achten, dass das Öl nicht in offene Wunden, nicht in die Augen gelangt und auch nicht mit Schleimhäuten in Berührung kommt. Denn aufgrund seiner Eigenschaft als Mineralsalz kann es auf der empfindlichen Haut anfangen unangenehm zu brennen. Sofern Sie das Öl gut auf der Haut vertragen, sollten Sie es nicht noch zusätzlich mit Wasser verdünnen, damit die Wirkung der Wirkstoffe nicht verringert wird, sondern auch in der gewünschten vollen Stärke genutzt werden kann.

Um sicher zu gehen und um zu vermeiden, dass das Öl nicht in die Augen gelangt, sollten Sie nach jeder Anwendung und nach jedem Kontakt mit den Händen, diese waschen. Außerdem kann durch das Magnesiumchlorid ein Kribbeln entstehen. Besitzen Sie eine empfindliche Haut, können Sie die Dosierung des Öls natürlich herabsetzen, es leicht verdünnen oder es abwaschen. Hierbei sollte jedoch die Einwirkzeit von etwa 10 Minuten berücksichtigt werden. Verträgt Ihre Haut dieses Öl, können Sie es rein nach Bedarf oder aber auch täglich verwenden.

Tragen Sie das Öl auf die gewünschte Hautstelle auf. Zum Beispiel auf die Muskeln, wenn diese nach dem Sport zu sehr beansprucht worden sind. Damit die Haut genug von dem Magnesium aufnehmen kann, sollten Sie das Öl bei der Anwendung einmassieren. Es geht also nicht unbedingt um die verwendete Menge, sondern vielmehr um die richtige Einwirkzeit und richtige Anwendung. Ist die gewünschte Einwirkzeit erreicht, können Sie das übrig gebliebene Öl mit lauwarmen Wasser abwaschen, wenn ein unangenehmes Hautgefühl entsteht. Rein von der Wirkung macht es keinen Unterschied, wenn Sie das Öl länger als 30 Minuten auf der Haut lassen, es gibt dort eine Vor- oder Nachteile.

Sie können allerdings auch das Öl auf Ihrem ganzen Körper auftragen und entsprechend einreiben, um die bestmögliche Wirkung zu erzielen. Auch bei dieser Anwendung sollte das Öl mindestens zehn Minuten einwirken. Wenn Sie das Magnesiumöl abwaschen möchten, achten Sie darauf es nur mit Wasser zu tun und kein zusätzliches Duschgel, Seife oder ähnliches zu verwenden.

Warum besser transdermal?

Über die Haut aufgenommen stellt diese Form der Aufnahme, eine neue Magensiumsubstitution dar. Der große Vorteil an der äußerlichen Anwendung des Magnesiums besteht darin, dass Sie die Möglichkeit haben die bestehenden Probleme direkt und lokal zu behandeln. Somit muss das Magnesium nicht erst durch den Darmtrakt gelangen und durch die Resorptionsvorgänge dorthin gelangen, wo es hin soll. Denn Sie können es direkt dort auftragen, wo es benötigt wird. Außerdem stellt es den großen Vorteil dar, dass der gesunde Magen-Darm-Trakt umgangen werden kann, wodurch es den Säuregehalt des Trakts schont und vor Problemen, die damit einhergehen können schützt. Leider ist es bei vielen Teilen der Bevölkerung und bei den Ärzten noch nicht ganz angekommen, dass es durchaus positive Effekte auf den Körper besitzt. So stehen die meisten der transdermalen Therapie eher negativ gegenüber.

Über den transdermalen Weg, werden Durchfälle die meistens mit der oralen Magnesiumtherapie einhergehen verhindert. Über die Haut kann das Magnesium besser in Zellen, Blut, Lymphe, Gewebe und Kochen transportiert werden. Nehmen Sie es oral ein, kann das Magnesium nur schwer in das Gewebe und in die Gelenke gelangen. In transdermaler Form kann es außerdem bei bestehendem Magensäuremangel oder anderen Resorptionsproblemen verwendet werden.

Bei einem Befall mit Parasiten oder Bakterien wie zum Beispiel die Borrelien, sinkt der Magnesiumspiegel, da sie das oral aufgenommene Magnesium verbrauchen. Sie müssten also eine große Menge an Magnesium oral aufnehmen, um ernsthaft

Ihren Magnesiumhaushalt stabil zu halten. Eine vermehrte orale Aufnahme führt jedoch häufig zu Durchfall, sodass dann wiederum noch weniger Magnesium, durch die gesteigerte Darmmotorik, aufgenommen werden kann. Außerdem handelt es sich in den zu kaufenden Präparaten nicht um das richtige Magnesiumsalz. In den Produkten ist meistens Magnesiumoxid beigesetzt, welches nur schlecht von dem Körper aufgenommen wird. Eine bessere Alternative zu dem Magnesiumoxid sind Magnesiumcarbonat oder Magnesiumcitrat. Aus diesem Grund ist es deutlich zielführender den Magnesiumhaushalt mit transdermal verwendetem Magnesiumchlorid zu deckeln.

Transdermale Therapien

- Hormonpflaster zur Verhütung für die Frau
- Schmerzmittelpflaster
- Nikotinpflaster zur Raucherentwöhnung
- Testosterongel zur Steigerung gestörter Sexual-
funktion, Stimmung und geringer Muskelkraft

Bei diesen Therapien werden die Stoffe in verschie-
dener Form auf die Haut aufgetragen und so von ihr
aufgenommen und weiter in die Blutbahn geleitet.
Warum wird also die Magnesiumtherapie nicht auch
anerkannt? Ein Grund mag sein, dass bei diesen Therapien die Stoffe mit sogenannten Trägerstoffen ge-
koppelt sind, wodurch eine bessere Aufnahme möglich sein soll. Doch bei der transdermalen

Magnesiumtherapie, gibt es zahlreiche Menschen die diese Therapie schon durchlaufen sind und die von der positiven Veränderung sprechen können.

Die transdermalen Transportwege

Werden Stoffe und Substanzen über die Haut aufgenommen, sind bisher drei Transportwege bekannt.

Der erste Weg ist die Volumendiffusion oder auch intrazelluläre Diffusion, das beschreibt den Weg durch die Zellzwischenräume.

Der zweite Weg ist die transzelluläre Diffusion, bei diesem Weg gehen sie Substanzen direkt durch die Zellen hindurch.

Der dritte und bisher letzte Transportweg ist die

Shunt-Diffusion, dies ist der Weg über Hautanhang-Gebilde wie zum Beispiel Haarfollikel oder Talg- oder Schweißdrüsen.

Es wird bisher vermutet, dass die Magnesium-aufnahme über die Haarfollikel und Talg- und Schweißdrüsen erfolgt, auch wenn der transzellu-läre Weg für Magnesium-Ionen möglich ist. Haarfol-likel machen etwa 0,1 Prozent der gesamten Körper-fläche aus und trotzdem ist die Resorptionsfläche größer als die komplette Hautoberfläche. Der Grund hierfür sind die tiefen Einstülpungen der Follikel, diese daraus resultierende Fläche ist deutlich größer als die Hautoberfläche im Allgemeinen. Damit jede Zelle mit Magnesium versorgt wird, ver-fügen alle Zellen sogenannte „Magnesium-Trans-portmechanismen", so wird es von Zelle zu Zelle weitergeleitet. Diese nehmen nur so viel von dem Magnesium auf, wie sie benötigen bis zur vollständi-gen Sättigung. Dadurch ist eine Überdosierung aus-geschlossen.

Damit der Körper vor übermäßigen Magnesi-umverlust während des Schwitzens geschützt ist, wird es durch spezielle Zellen aktiv wieder aus dem Schweiß resorbiert. Somit sind diese Zellen nicht nur in der Lage das Magnesium aus dem Schweiß zu filtern und aufzunehmen, sondern sie können auch von außen zugeführtes Magnesium in Form des Magnesiumöls resorbieren und so weitertransportieren.

Die Voraussetzung und das Ausmaß der Aufnahme sind abhängig von verschiedenen Faktoren wie die Einwirkdauer, die Durchblutung der Haut sowie die Größe der behandelten Fläche, die Magnesiumkonzentration des Öls und der Feuchtigkeitszustand der Haut.

Vergleichend zur oralen Einnahme besitzt die transdermale Aufnahme einen großen Vorteil. Nur 30 Prozent des Mineralstoffes kann von dem Darm aufgenommen werden. Das überschüssige Magnesium wird wieder ausgeschieden. Aufgrund dessen kommt es bei der oralen Magnesiumtherapie meistens zu negativen Auswirkungen wie Durchfall oder anderen Magenproblemen. Verwenden Sie jedoch Magnesiumöl, kann die gesamte Menge aufgenommen werden und Sie haben damit den größten gesundheitlichen Nutzen, im Vergleich zur oralen Einnahme.

Anwendungsgebiete

Magnesiumöl ist vielseitig einsetzbar und kann bei unterschiedlichen Problemen und Beschwerden des Körpers Linderung verschaffen. Zusammengefasst sind es:

- Sportverletzungen
- Muskelkrämpfe/ Muskelkater/ Muskelzerrungen und Verletzungen
- Arthritis/ Osteoporose/ Rheuma/ Gelenkschmerzen
- Asthma Diabetes
- Kreislauf-Erkrankungen/ Herzklopfen / Bluthochdruck
- Zahngesundheit (Mineralisierung)
- In der Physiotherapie
- Gesichtspflege, Anti- Aging und Akne
- Cellulite
- Gewichtsreduktion
- Während der Schwangerschaft und Stillzeit
- Als Vollbad oder Fußbad
- Entgiftung
- Zur Stärkung der Knochen
- Bei chronischer Müdigkeit
- Bei Beschwerden während den Wechseljahren

SPORTVERLETZUNGEN

Die Hauptwirkung besteht in der Behandlung von Muskelkrämpfen und Verspannungen. Sportärzte und Physiotherapeuten benutzen schon seit längerer Zeit Magnesiumöl im Einzel- und Mannschaftssport. Der Grund mag sein, dass mit bisher keiner anderen Darreichungsform solche Ergebnisse möglich waren. Das Magnesiumöl lindert Schmerzen und Entzündungen, es beschleunigt die Regeneration und erhöht die Flexibilität, wodurch Verletzungen bzw. Zerrungen des Muskels verringert werden können.

Bei einer Zerrung der Achilles-Sehne oder einer Verstauchung des Fußgelenks ist ein Fußbad mit dem Magnesiumöl sehr effektiv.

MUSKELKRÄMPFE/ MUSKELKATER/ MUSKELZERRUNGEN / VERLETZUNGEN

Bei Muskelkrämpfen oder Muskelkater wird das Magnesiumöl auch hier wieder auf die schmerzhaften Stellen aufgetragen und einmassiert. Sie sollten auch hier die ausreichende Einwirkzeit beachten.

Bei Muskelzerrungen oder Verletzungen können Sie das Öl auf ein Papiertuch auftragen und es anschließend auf die betroffene Stelle legen und mit Frischhaltefolie umwickeln. Je nach Schweregrad der Verletzung können Sie die Frischhaltefolie über einen Zeitraum von ein bis sechs Stunden auf der Stelle lassen. So bleibt das Papiertuch über längere Zeit feucht und die entsprechende Stelle kann das Maximale aufnehmen. Nachdem Sie die Folie entfernt haben, sollten Sie die Stelle an der Luft trocknen lassen.

Kalzium und Magnesium sind Gegenspieler, das Kalzium ist zuständig für das Zusammenziehen und Magnesium für die Entspannung der Muskeln. Besitzt Ihr Körper genug an Magnesium, werden Sie nach dem Sport deutlich weniger an Muskelkater leiden, als wenn ihr Körper ohnehin schon einen latenten Mangel vorweist.

Um Muskelkater zu lindern oder vorzubeugen, können Sie das Öl auch schon vor dem Sport auftragen. Dies führt zu einer guten Magensiumbalance und wirkt bei Muskelverhärtungen entgegen und vorbeugend. Verwenden Sie es nach dem Training, sollten Sie es nach dem Duschen auf die Haut auftragen.

Bei dem Restless-Legs-Syndrom, welches eine Form des Muskelkrampfes ist, empfiehlt es sich das Öl kurz vor dem Zubettgehen aufzutragen. Eine leichte Massage entspannt die Muskulatur und erleichtert das Resorbieren des Magnesiums.

ARTHRITIS/ OSTEOPOROSE/ RHEUMA/ GELENKSCHMERZEN

Magnesiumöl hilft die Muskeln, um die schmerzhaften Stellen zu entspannen und den Schmerz zu lindern. Das Öl wird auf die entsprechende Stelle gesprüht und anschließend einmassiert. Bei Osteoporose kann das Magnesiumöl bei der Anwendung eine Art „Schutzmauer" aufbauen und die Muskeln bei säurehaltigen Diäten zu schützen und dient als Ergänzung bei fehlendem Calcium in den Knochen.

ASTHMA

Das Magnesium verhindert, dass zu viel Kalzium in die Lunge gelangen und sich dort an die Zellen binden kann. Hat sich zu viel Kalzium an die Lungenzellen gebunden, sind unerwünschte Muskelkontraktionen wie zum Beispiel bei Asthma die Folge. Aus diesem Grunde wird vermutet, dass eine erhöhte Aufnahme an Magnesium die Entwicklung und die Entstehung von Asthma verringern kann.

DIABETES

In einer Untersuchung von Patienten ergab sich, dass viele Menschen die an Diabetes leiden ebenso an einer Hypomagnesiämie also Magnesiummangel leiden. Es zeigte sich, dass es einen wichtigen Einfluss auf die Insulinsekretion im Organismus besitzt.

KREISLAUF-ERKRANKUNGEN/ HERZKLOPFEN / BLUTHOCHDRUCK

In einer Untersuchung an der 30 000 US-amerikanische Personen teilgenommen haben konnte nachgewiesen werden, dass das Risiko an Bluthochdruck zu leiden mit einer erhöhten Einnahme von Magnesium gesenkt werden kann. Aufgrund dieses Nachweises empfiehlt das Joint National Commitee of Prevention, Detection, Evaluation an Treatment of High Blood Pressure in den USA ausreichend Magnesium zu sich zu nehmen, um Bluthochdruck zu verhindern und zu bewältigen.

Im Jahr 2016 berichtete die Gesellschaft für Biofaktoren, dass magnesiumhaltiges Wasser einen nachzuweisenden positiven Einfluss auf die Genesung von Herzinfarkt-Patienten besitzt.

Es wurde zudem bewiesen, dass in Gegenden mit magnesiumarmen Trinkwasser, die Mortalitätsrate eines Herzinfarkts deutlich höher ist, als bei magnesiumreichen Trinkwasser. Außerdem wird entsalztes Meerwasser verdächtigt, die Sterblichkeit der Patienten zu erhöhen. Zu dieser Vermutung kam man durch die Annahme, dass das fehlende

Magnesium des entsalzten Meerwassers zu Mangel-
erscheinungen führen kann. Diese Mangelerscheinung kann das kardiovaskuläre Risiko erhöhen.

ZAHNGESUNDHEIT (MINERALISIERUNG)

Für den Aufbau des Zahnschmelzes ist Magnesium
wichtig. Bewiesenermaßen gibt es einen Zusammenhang zwischen einem bestehenden Magnesiummangel und Zahnfleischbluten sowie zu Entzündungen im Mundraum.

Für festeres Zahnfleisch, können Sie das Magnesiumöl auch zum Zähneputzen verwenden. Geben
Sie fünf bis sechs Tropfen des Öls auf Ihre Zahn-
bürste und putzen Sie ihre Zähne wie gewohnt.
Wichtig zu wissen ist jedoch, dass dies nicht die
Zahnpasta ersetzt, sondern nur zusätzlich verwendet wird.

IN DER PHYSIOTHERAPIE

Auch in der Physiotherapie findet es seinen Einsatz. So ist es für die Therapeuten immer ein gutes Mittel, wenn der Patient unter Verspannungen und Muskelkrämpfen leidet. Durch das Auftragen nimmt der Patient das Magnesium auf und es trägt dazu bei, dass die Milchsäuren im Organismus schneller abgebaut werden und sich so die Muskeln schneller entspannen und regenerieren können. Ein zweiter positiver Effekt des Öls ist die Stärkung des Immunsystems sowie die beschleunigte Zellerneuerung und die verbesserte Funktion der Nervenzellen.

DEPRESSIONEN

In der heutigen Zeit sind Depressionen ein großes Thema. Sehr viele Menschen leiden an ihnen oder kennen zumindest jemanden der Depressionen hatte oder hat. Damit das Gehirn richtig und optimal funktioniert, müssen die wichtigsten Faktoren erfüllt sein. Diese Faktoren sind zum einen die ausreichende Energiezufuhr und zum anderen eine optimale Biochemie für die Informationsübertragung. Bei der Energiezufuhr und der ausgewogenen

Produktion von Neurotransmittern, wirkt das Magnesium essenziell. So entsteht aus einem Mangel an Serotonin, auch ein Mangel an Magnesium. Das kann zu Verhaltensstörungen, wie eine gesteigerte Reizbarkeit, eine reduzierte Stressresistenz und eben Depressionen führen. Ebenso schützt das Magnesium vor Neurotoxizität, die durch bestehende Umweltgifte, physische und auch psychische Traumata begünstigt werden.

HAAR- UND GESICHTSPFLEGE, ANTI- AGING UND AKNE

Aufgrund der antioxidativen Wirkung können feine Gesichtsfalten verhindert werden, denn die in dem Öl enthaltenen Enzyme sind für eine DNA-Reparatur sehr gut geeignet. Feuchtigkeitsverlust und dem Verlust an Elastizität der Haut wird in den unteren Hautschichten entgegengewirkt. Das Öl reduziert die Anfälligkeit für Entzündungen und verlangsamt den Alterungsprozess. Besteht ein Magnesiummangel können freie Radikale zu Ekzemen führen und einen allgemein negativen Einfluss auf das Hautbild besitzen.

Beim Auftragen auf das Gesicht sollten Sie einige Dinge beachten, damit Sie die volle Wirkung des Öls nutzen können. Als Erstes sollten Sie sich das Gesicht mit Wasser waschen. Wichtig ist, dass Sie nur Wasser benutzen und keine Waschlotions oder ähnliches. Durch das Waschen können alte Hautschuppen und eventueller Schmutz abgespült werden. Ist das erledigt, können Sie, sofern Sie das Spray besitzen, das Öl unverdünnt direkt auf die betroffenen Hautstellen draufsprühen und mit den Fingerkuppen leicht einmassieren. Die Einwirkzeit sollte ungefähr 30 Minuten betragen. Sollten Sie ein unangenehmes Gefühl auf der Haut spüren, können Sie das Öl auch schon nach 20 Minuten mit Wasser abwaschen und bei der nächsten Anwendung leicht verdünnen.

Sofern Sie unter erhöhtem Haarausfall leiden, Ihre Naturhaarfarbe wieder herstellen wollen und das Haarwachstum verbessern wollen, können Sie das Magnesiumöl vor dem Waschen in das Haar einarbeiten und anschließend 20-30 Minuten einwirken lassen. Anschließend waschen Sie es wie sonst auch, ganz normal aus.

CELLULITE

Neben der gesunden Ernährung sind wohl die ausreichende Bewegung und die richtige Hautpflege die sichersten Mittel um der Cellulite den Kampf anzusagen. Die Hauptursache für die Entstehung von Cellulite ist ein Ungleichgewicht, des Säure-Basen-Haushalt im weiblichen Körper. Weitere Ursachen können auch Stress, Übergewicht und eine genetische Veranlagung darstellen. Wenn Sie also von Cellulite geplagt sind, sollten Sie, falls ein paar Kilos zu viel auf der Hüfte sind, versuchen diese zu verlieren und den Stress im Alltag zu vermeiden. Für die richtige Hautpflege bei der Cellulite-Behandlung können Sie sehr gut Magnesiumöl verwenden. Tragen Sie es auf die betroffenen Stellen auf und massieren sie das Öl ein wenig ein. Die Durchblutung wird dadurch angeregt. Für eine noch bessere Pflege bei Cellulite können Sie einen „Hautroller" verwenden und so mehrmals über die Bereiche rollen. Das verbessert noch zusätzlich die Durchblutung.

GEWICHTSREDUKTION

Sofern die Magnesium-Depots ausreichend gefüllt sind, kann der Körper das eigene Insulin besser verstoffwechseln. Doch ist Magnesium nicht ausreichend vorhanden, muss der Körper mehr Insulin ausschütten um die Glukose, die über die Nahrung aufgenommen wird, in die Zellen zu transportieren. Besteht ein hoher Insulinspiegel, wird die Fettverbrennung gehemmt. So wird die Einlagerung von Fett in die Zellen gefördert und man nimmt zu.

Ohne Magnesium können die Verdauungsorgane nicht optimal funktionieren und besitzen nicht ihre volle Leistung unter anderem zur Fettverbrennung, es folgen Schwankungen des Blutzuckerspiegels.

WÄHREND DER SCHWANGERSCHAFT UND STILLZEIT

Aufgrund des gesteigerten Magnesiumbedarfs während der Schwangerschaft oder auch der Stillzeit, führt eine verminderte Magnesiumaufnahme zu Brechreiz, Übelkeit, Erbrechen, Wadenkrämpfen, sowie Bluthochdruck und eine verminderte Durchblutung der Gebärmutter und der Plazenta. Da während der Schwangerschaft ungern etwas eingenommen wird, stellt das Öl eine perfekte Alternative dar.

BADEZUSATZ

Sie können das Magnesiumöl auch als Badezusatz verwenden, indem Sie es einfach in das warme Badewasser hinzugeben. Dadurch verteilt sich das Öl auf dem ganzen Körper und verursacht in der Regel kein unangenehmes brennen oder stechen. Das ist natürlich aber immer von Mensch zu Mensch unterschiedlich. Als Richtwert für den Badezusatz können Sie 100 bis 200 Milliliter nehmen. Die tatsächlich verwendete Menge ist jedoch abhängig von Ihren Bedürfnissen und der Verträglichkeit. Je nach Körpergröße und Gewicht können Sie allerdings als Badezusatz auch eine größere Menge verwenden. Aufgrund der direkt eintretenden Wirkung ist es vor allem bei übersäuerten Muskeln zu empfehlen.

FUßBÄDER

Auch bei Fußbädern können Sie das Magnesiumöl verwenden. Wichtig ist jedoch, dass das Wasser warm ist, umso die Poren so weit es geht zu öffnen und auf diesem Wege das Magnesium schneller und besser in die Haut eindringen kann. Empfohlen hat sich eine Wassertemperatur von etwa 37 Grad. Das warme Wasser ist allerdings nicht nur für die Porenöffnung wichtig. Denn es regt auch die Durchblutung an wodurch das Magnesium besser und schneller im Körper verteilt werden kann. Die Dosierung ist auch hier wieder abhängig von Ihren eigenen Bedürfnissen. Als guter Richtwert gelten aber auch hier etwa 100 bis 150 Milliliter. Die tatsächliche Dosis hängt jedoch auch von der Konzentration ab. Aufgrund der kleineren Fläche im Vergleich zum Vollbad, sollte die verwendete Menge jedoch höher und die Einwirkzeit länger sein als bei einem Vollbad.

ENTGIFTUNG

Um den Körper zu entgiften, empfiehlt es sich, über einen Zeitraum von sechs Wochen zwei bis dreimal pro Woche ein Vollbad zu nehmen. Für dieses Bad werden 300g Magnesiumchlorid in ca. 39 Grad warmem Wasser aufgelöst. Dies kann durchaus einige Minuten dauern. Anschließend wird die Badewanne mit Wasser gefüllt. Auch hier sollte die Temperatur bei 37-39 Grad liegen.

Es ist wichtig, dass Sie keine Waschlotion oder andere Schaumzusätze verwenden. Sie sollten sich außerdem nach dem Baden nicht abtrocknen. Legen Sie ein Handtuch ins Bett und legen Sie sich noch nass auf dieses Handtuch und decken Sie sich mit einem weiteren Handtuch zu. So kann der Körper noch 20 Minuten nachschwitzen. Durch diesen Vorgang werden viele Toxine ausgeschieden und durch das Magnesiumsalz neutralisiert. Sind die 20 Minuten um, trocknen Sie sich ab und bürsten Sie ihre Haut mit einer weichen Bürste etwa zehn Minuten. Für das Abbürsten der Haut gibt es in jedem Drogeriegeschäft eine spezielle Bürste.

DIE MAGNESIUM-MASSAGE

Bei einer Massage mit Magnesiumöl, kann das Öl wieder direkt auf die Haut aufgetragen werden. Wird es von dem Masseur in den Händen vorher erwärmt, ist es nicht nur angenehmer, sondern unterstützt auch die Entspannung. Sie sollten darauf achten, dass Sie nicht zu viel des Öls verwenden, damit nichts herunterläuft. Tragen Sie lieber nachträglich noch etwas auf, falls es zu wenig war. Anschließend wird das Öl mit kräftigem oder aber auch leichtem Druck einmassiert. Nach der Massage sollten Sie noch ein paar Minuten sitzen oder liegen bleiben, genießen Sie die Entspannung und kommen sie komplett zur Ruhe. Achten Sie darauf, dass kein Zeitstress oder Hektik entsteht, dies würde die Entspannung stören und so nicht den Zweck erfüllen.

Da nicht jede Haut gleich reagiert, sollten Sie vor der Massage an einer Stelle der Haut testen, ob das Öl gut vertragen wird. Entsteht ein Jucken oder Kribbeln, sollten Sie das Öl verdünnen. Um Blockaden zu lösen und eine entspannende Massage durchzuführen, sollten Sie einige Handgriffe verwenden.

Streichung

Zu Beginn und zum Ende der Massage wird diese Technik, die auch Effleurage genannt wird, verwendet. Durch das Streichen wird das Massageöl gleichmäßig auf dem Körper verteilt. Die Hand fährt hierbei langsam und mit leichtem Druck über die zu massierende Stelle.

Reibung

Bei der Reibung oder auch Friktion genannt, werden mit den Fingern oder den Handballen kleine kreisende Bewegungen gemacht. Mit dieser Technik können Verhärtungen und Verspannungen gelöst werden.

Knetung

Hier bei der sogenannten Petrissage, wird die Haut zwischen die Finger bzw. zwischen Finger und Handfläche genommen und geknetet. So können Verspannungen sehr gut gelöst werden und durch diese Technik wird die Entspannung deutlich unterstützt.

Klopfen

Die zu massierende Stelle wird hierbei mit der Hand-
kante oder den Fingerspitzen abgeklopft, was die
Durchblutung fördert und die großen Muskeln entspannt. Diese Massagetechnik wird auch Tapote-
ment genannt.

Vibration

Hierbei werden die Fingerspitzen oder die Hände
aufgelegt und eine Bewegung wie zittern durchgeführt. Dies lockert die tieferen Gewebeschichten.

Einen Magnesiummangel erkennen

Auch wenn es verschiedene Anzeichen für einen Magnesiummangel gibt, sind die häufigsten und deutlichsten Symptome Krämpfe in den Waden und anderen Muskelpartien oder der Kaumuskulatur. Es gibt aber auch weitere Symptome wie sowie Herzrhythmusstörungen, Appetitlosigkeit, Abgeschlagenheit und Nervosität. Außerdem können Durchblutungsstörungen, Schwindel, Muskelzucken vor allem Restless Leg,

Taubheitsgefühle und Kribbeln in den Händen und den Füßen auftreten. Aber auch Depressionen, Migräne, Reizbarkeit sowie die innere Unruhe können neben Herzrasen, Herzklopfen und Verdauungsprobleme auf einen Mangel an Magnesium hindeuten. Allerdings können diese Anzeichen auch bei anderen Problemen auftreten, sodass sie kein eindeutiger Beweis für einen Magnesiummangel sind.

Wichtig zu wissen ist allerdings auch, dass es durchaus möglich ist, dass selbst Säuglinge an einem Magnesiummangel leiden können. Die Anzeichen darauf können Entwicklungsstörungen, Infektanfälligkeit und Krampfanfälle sein. Wenn die Kinder älter sind, leiden sie meistens unter einer Konzentrationsschwäche und unter Müdigkeit. Bei Mädchen tritt die Menstruation verspätet ein und wenn sie kommt, mit extremen und starken krampfartigen Schmerzen.

Es leiden allerdings auch schwangere Frauen des Öfteren unter einem Magnesiummangel. Die Anzeichen sind Wassereinlagerungen, Übelkeit und Erbrechen sowie Bluthochruck. Die genannten Symptome können natürlich auch von einer anderen Problematik ausgehen. Sie sollten dennoch es im

Hinterkopf behalten und in jedem Fall Magnesium zu sich nehmen oder einen Bluttest machen, um zu sehen, wie der Magnesiumwert in Ihrem Blut ist und ob tatsächlich die Symptome einer Mangelerscheinung sind.

WAS VERURSACHT IM KÖRPER EINEN MAGNESIUMMANGEL

Trotz einer ausgewogenen Ernährung leiden heutzutage viele Menschen an einem Magnesiummangel. So ein Mangel kann viele Auswirkungen auf den Körper haben, sodass Beschwerden und Krankheiten entstehen. Zu diesen Krankheiten gehören zum Beispiel Schlaganfälle, Herz-Kreislauf-Erkrankungen, Erkrankung des Magen-Darm-Trakts, Verdauungsprobleme, Gelenkschmerzen, Osteoporose und Arthritis. Bei den beiden letzteren muss allerdings noch erwähnt werden, dass diese in der Regel nur im Zusammenhang mit einer gleichzeitigen Fehlversorgung von Vitamin D und Kalzium einhergeht. Aber auch stressbedingte Erkrankungen oder das chronische Erschöpfungssyndrom sind möglich. Für die Häufigkeit des Magnesiummangels gibt es verschiedene Ursachen. Eine große Rolle spielt jedoch die moderne Landwirtschaft. Diese erzeugen Nahrungsmittel auf oftmals sehr ausgelasteten Mutterböden ohne ausreichende Mineralien und Nährstoffe, stattdessen ist es belastet mit Nitrat und anderen Stoffen.

Das Verdauungssystem ist häufig nicht fähig, das Magnesium in ausreichendem Maß aufzunehmen. Dafür sind auch hier wieder verschiedene Gründe zu nennen. Ist der Darm oder Teile des Darms durch eine unspezifische Entzündung, eine bestehende Nahrungsmittelunverträglichkeit oder durch eine Antibiotikabehandlung und damit zerstörten Darmflora, zerstört und geschwächt worden, kann er nicht im ausreichenden Maße Nährstoffe aufnehmen. Häufig treten diese Probleme bei Krebspatienten und Menschen mit chronischen Krankheiten sowie dem Leaky-Gut-Syndrom auf. Wenn Sie unter eines der genannten Erkrankungen leiden, empfiehlt es sich, eine erhöhte Menge an Magnesium zu sich zu nehmen.

Aufgrund der eher seltenen Bestimmung des Mineralstoffprofils bleiben solche Mängel eher unentdeckt. Dies mag vielleicht auch ein Grund sein, weshalb ein Magnesiummangel sehr weit verbreitet ist. Wenn jedoch eine Bestimmung der Mineralstoffe durchgeführt wird, liegt der Fokus eher auf Natrium, Kalzium und Kalium. Magnesium bleibt leider meistens unbeachtet, obwohl die Balance zwischen Magnesium/ Kalzium und Magnesium/Kalium sehr wichtig ist. Denn Kalzium benötigt Magnesium, um verstoffwechselt zu werden und Magnesium hat eine bessere Wirkung, wenn ausreichend Kalzium zur Verfügung steht. Wird nun übermäßig viel Kalzium zugeführt, kann das zu einem Magnesiummangel führen, dies führt wiederum zu einem abfallenden Kalziumspiegel. Am Ende besteht eine Unterversorgung beider Mineralstoffe. Kalium ist zusammen mit dem Magnesium der wichtigste Mineralstoff zur Gesunderhaltung des Herzens. Ohne Magnesium, kann das Kalium keine Energie in die Zellen transportieren.

MAGNESIUMMANGEL – EIN VOLKSPROBLEM?

Es gibt leider wie so oft zu einer Sache verschiedene Ansichten und Meinungen. So wird offiziell erzählt, dass es in Industrieländern keinen Magnesiummangel gibt, da die Bevölkerung durch die gesunde und ausgewogene Ernährung sich ausreichend mit Magnesium versorgen könnte.

Das alleine lässt schon Gegenworte zu, denn die wenigsten Menschen ernähren sich tatsächlich gesund und ausgewogen und wenn sie dieses tun, enthalten unsere Lebensmittel leider nicht mehr die Nährstoffe wie noch vor einigen Jahren dazu aber später mehr.

Wenn man also davon ausgeht, dass es tatsächlich möglich wäre den gesamten Bedarf an Magnesium über die Nahrung zu decken, ist es schon sehr verwunderlich das Studien zeigen, dass ein niedriger Magnesiumspiegel in direktem Zusammenhang mit den häufigsten Erkrankungen wie Diabetes, Bluthochdruck, erhöhte Entzündungswerte, Rheuma, Arteriosklerose, Herz-Kreislauf-Störungen, Asthma und Migräne steht. Heutzutage gibt es sicherlich kaum noch jemanden, der nicht an einer dieser Erkrankungen leidet. Bei 1033 untersuchten Krankenhauspatienten, konnte bei rund 54 Prozent, ein gravierender Magnesiummangel festgestellt werden. Bei der Untersuchung ging man von dem offiziellen Magnesiumbedarf von 300 bis 400 mg aus. Doch in der heutigen Zeit, wo viele Menschen unter chronischem Stress stehen und täglich mit dutzenden Umweltgiften konfrontiert werden, ist der Magnesiumbedarf sicher noch um einiges höher.

WELCHE WEITEREN URSACHEN KÖNNEN FÜR EINEN MAGNESIUMMANGEL VERANTWORTLICH SEIN?

Die Böden sind mineralstoffärmer und erschöpfter als je zuvor. Die Landwirtschaft verwendet Unmengen an synthetischem Dünger, um den Boden für immer höhere Ernten benutzbar zu machen. Wie der Mineralstoffgehalt der geernteten Lebensmittel aussieht, interessiert den Erzeuger sicherlich nicht. Dies mag auch der Grund dafür sein, dass über die Jahre hinweg der Magnesiumgehalt in Getreide so drastisch abgenommen hat. Die Landwirte und andere

Fachleute scheinen die Wichtigkeit von Magnesium für die Pflanzen scheinbar zu übersehen.

Der synthetische Dünger enthält nämlich hauptsächlich Nitrate, Phosphate und Kalisalze. Dazu kommt noch das Ausfahren von Unmengen an Gülle auf die Felder, die den Nitratgehalt noch weiter in die Höhe steigen lässt. Durch diese Düngeform erreichen sie zwar optisch sehr ansprechende Lebensmittel, allerdings lässt der Nährstoffgehalt in den meisten Fällen zu wünschen übrig. Der Grund ist die einseitige Düngung. Als zusätzliches Problem kommt dann noch die Tatsache, dass durch die Niederschläge etwa genauso viel an Magnesium ausgewaschen wird, wie von den Pflanzen für Wachstum und Fruchtbildung benötigt wird. Das allerdings verdoppelt den Verlust von Magnesium im Boden um etwa die Hälfte.

Dies ist allerdings noch nicht alles. Durch den Einsatz der Mineraldünger, wird das natürliche Mineralstoffgleichgewicht im Boden gestört und verhindert so die gleichmäßige und gesunde Pflanzenversorgung. Da in den synthetischen Düngemitteln wie schon erwähnt häufig und in großer Menge Kalzium und Kalium vorhanden ist, blockiert es ebenso die Aufnahme von Magnesium. Das heißt, selbst wenn ausreichend Magnesium im Boden vorhanden wäre, kann die Pflanze dieses nicht bzw. nicht ausreichend aufnehmen, da das Kalzium dieses verhindert.

Der Magnesiumgehalt in verarbeiteten Lebensmitteln ist deutlich geringer als bei nicht verarbeiteten Lebensmitteln. So enthält zum Beispiel Weißmehl nur noch 20-30 Prozent an Magnesium als Vollkornmehl. Ähnlich sieht es bei Reis aus. So enthält polierter Reis nur noch etwa fünf Prozent der Magnesiummenge, die Vollkornreis enthält und die in der Nahrung verarbeitete Maisstärke, enthält drei Prozent der Magnesiummenge, die noch im ganzen Maiskorn vorhanden war. Und diese Maisstärke wird sehr häufig in der Nahrungsherstellung verwendet. Sei es zur Herstellung von Pudding, Kuchen oder auch zur weiteren Herstellung von Süßigkeiten.

Der Gewinner des Magnesiumverlusts durch die heutige Lebensmittelverarbeitung ist allerdings der Haushaltszucker. Bei der Zuckerherstellung aus der Zuckerrübe gehen ganze 99 Prozent des Magnesiums verloren.

Aber auch durch eine chronische Übersäuerung

des Körpers kann es zu einem Magnesiummangel kommen. Diese Übersäuerung wird von dem Organismus mit basischen Mineralstoffen neutralisiert. Diese Mineralstoffe sind Kalzium, Kalium und auch Magnesium. Das bedeutet, dass die ungesunde Ernährung nicht nur wenig Magnesium liefert, sondern auch durch das Säurepotential auch noch mehr Magnesium verbraucht als es eine ausgewogene und gesunde Ernährung tut. Das bedeutet, dass eine chronische Übersäuerung meistens mit einem chronischen Magnesiummangel einhergeht.

Auch durch Medikamente kann ein Magnesiummangel entstehen. Der Organismus benötigt für den Abbau der Medikamente große Mengen an Mineralien, darunter fällt vor allem Magnesium. Manche Arzneimittel fördern wiederum die Ausscheidung von Magnesium über den Urin. Zu den Medikamenten die einen Mangel an Magnesium unterstützen gehören zum Beispiel Diuretika, Antibabypillen, Insulin, Antiasthmatika, Antibiotika vor allem Tetracyclin und Cortison. Diese Medikamente sollten nach der Absprache mit dem behandelten Arzt unbedingt in Verbindung mit Magnesium eingesetzt werden. Hier empfiehlt sich ein zeitlicher Abstand der

Präparate von 2 bis 3 Stunden.

Auch übermäßiger Verzehr von Milchprodukten kann die Aufnahme von Magnesium verringern. Das Verhältnis von Kalzium zu Magnesium liegt bei 2:1. Verschiebt sich aufgrund der Ernährung jetzt das Verhältnis zugunsten des Kalziums, kann das Magnesium nicht mehr richtig absorbiert und genutzt werden. Im Vergleich dazu liegt das Kalzium/Magnesium-Verhältnis von Milch bei 10:1. Besteht also ein Magnesiummangel, sollte auf den übermäßigen Verzehr von Milchprodukten verzichtet werden.

GIBT ES AUCH EINEN MAGNESIUMÜBERSCHUSS?

Eine Überdosierung von Magnesium und daraus entstehende gesundheitliche Probleme kommen sehr selten vor. Abhängig von Geschlecht, Alter und der körperlichen Belastung benötigt ein erwachsener Mensch ungefähr 300 bis 400 mg Magnesium am Tag. In diesem durchschnittlichen Magnesiumwert, liegt der Magnesiumgehalt im Blutserum bei 0.73 – 1,06 mmol/l. Erst bei einem erhöhten Blutwert ab 1,6 mmol/l ist die Rede von einem krankhaften

Magnesiumüberschuss. So eine Überdosierung von Magnesium kommt bei gesunden Menschen jedoch sehr selten vor. Hat ein gesunder Mensch mit einer normalen Nierenfunktion zu viel Magnesium zu sich genommen, wird der überschüssige Anteil über die Nieren und so über den Urin ausgeschieden und verbleibt so nicht länger im Körper.

Bei Menschen mit einer stark eingeschränkten Nierenfunktion besteht allerdings durchaus die Gefahr einer Magnesiumüberdosierung. Denn durch die eingeschränkte Funktion können die Nieren das Blut nicht mehr richtig filtern und so verbleibt das Magnesium im Körper.

Aber auch bei Menschen mit einer Schilddrüsenunterfunktion, einer Nebennierenschwäche oder einer Schwäche der Nebenschilddrüsen, besteht die Möglichkeit einen Magnesiumüberschuss zu bekommen.

Aufgrund der unspezifischen Symptome einer Magnesiumüberdosierung, ist es nicht immer ganz leicht zu erkennen. Je nach Stärke der Überdosierung und Konzentration im Blut zeigt sich eine andere Intensität der Symptome. Eine leichte Überdosierung bleibt oftmals unentdeckt und symptomfrei.

Eine Magnesiumüberdosierung oder auch Hypermagnesiämie genannt, kann sich durch folgende Symptome äußern.

- Muskelschwäche
- Verminderte Muskelreflexe
- Müdigkeit
- Weicher Stuhl und Durchfall
- Übelkeit
- Störung der Blasenfunktion
- Blutdruckabfall
- Flache Atmung

Sollten Sie diese Symptome im Zusammenhang mit der Magnesiumtherapie bei sich beobachten, sollten Sie unbedingt einen Arzt aufsuchen.

Benötigt der Körper Magnesium?

Bisher ist den meisten Menschen nur die Wichtigkeit von Nährstoffen und Mineralien wie Kalzium, Vitamin C und Eisen bewusst. Wie wichtig Magnesium für den Körper und allgemein den Organismus ist, ist den meisten nicht bekannt. Doch dabei zählt es zu den wichtigsten Elementen in den Zellkörpern und ist außerdem das viert-häufigste positiv geladene Ion. Magnesium reguliert mit über 325 Enzymen den Stoffwechsel und ist für verschiedene Körperfunktionen verantwortlich. Darunter fallen zum Beispiel die Muskelfunktion, die elektrischen Impulse des Energiestoffwechsels und die Ausleitung von Giftstoffen.

Die Wirkung erhöhen oder verringern

Damit die Wirkung des Öls noch etwas erhöht wird, empfiehlt sich das Abbürsten der Haut. Hierfür gibt es eine spezielle Bürste, die extra für diese Anwendung gedacht ist. Sie haben vielleicht schon mal davon gehört, dass das Abbürsten der Haut mehrere positive Effekte aufweist, wie zum Beispiel die Anregung des Blutkreislaufs und die stimulierende und aktivierende Wirkung auf das Lymphsystem sowie die Entfernung von bereits abgestorbenen Hautzellen. Diese drei positiven Eigenschaften, können Sie sich zu Nutzen machen, denn sie bilden eine sehr gute Voraussetzung für die optimale Aufnahme des Magnesiumöls. So können Sie von dem Öl die beste Wirkung erwarten. Denn vor allem die Anregung des Blutkreislaufs und die Öffnung neuer Hautzellen macht es dem Öl leichter in die Haut einzudringen und sich zu verteilen, um so die volle Wirkung zu entfalten. Sie sollten darauf achten, dass die Haut für das Abbürsten trocken ist.

Aber auch eine Massage kann eine ähnliche Wirkung hervorrufen und vor allem dann, wenn sie professionell durchgeführt wird. Der Blutfluss kann dadurch stark angeregt werden. Sie benötigen aber nicht unbedingt einen professionellen Masseur. Sie können auch selbst die betroffene Stelle, nach dem Auftragen des Öls, sorgfältig in die Haut einmassieren um eine bessere Absorption zu bewirken.

Es ist außerdem sinnvoll vor der Anwendung zu duschen. Bei dem Duschen werden die Poren geöffnet und alte Zellen und Schmutz von der Haut entfernt. Auch hier wird der Blutkreislauf wieder angeregt. Durch die Anregung des Blutkreislaufes kommt es zu einer kürzeren Einwirkzeit für den gewünschten Effekt. Sollten Sie also die maximale Wirkung des Öls für sich nutzen wollen, sollten Sie diese Tipps in jedem Fall umsetzen.

Die Wirkung des Magnesiumöls kann allerdings auch verringert werden. So sollte zum Beispiel vor dem Auftragen keine Bodylotion verwendet werden. Die Bodylotion führt dazu, dass die Haut bereits mit den enthaltenen Ölen voll gesättigt ist und keine weiteren Wirkstoffe mehr aufnehmen kann. Das bedeutet, dass das Magnesiumöl sich lediglich auf der Haut befindet, aber in keiner Weise mehr eindringen kann und dementsprechend auch keine Wirkung zu erwarten ist.

Was ist beim Kauf zu beachten?

Kaufen können Sie Magnesiumöl in nahezu allen Drogerien und Apotheken. Aber auch im Internet gibt es zahlreiche Anbieter. Achten Sie darauf achten, dass das Öl frei von chemischen Zusätzen und Konservierungsmitteln ist. Auch Duft- und Farbstoffe sollten darin nicht enthalten sein. Außerdem stammt in vielen Ölen das Magnesiumsalz aus dem Totem Meer. Aufgrund der starken Umweltverschmutzung des Toten Meers wird meistens das Magnesiumchlorid mit chemischen Mitteln

vor der Verwendung gereinigt werden. Es gibt allerdings auch Magnesiumchlorid, welches nicht mit
chemischen Mitteln gereinigt werden muss. Das
wäre zum Beispiel das Magnesiumchlorid aus dem
ehemaligen Zechsteinmeer in den Niederlanden.
Dies ist sehr zu empfehlen, denn auf den Produkten
die dieses Magnesiumchlorid verwenden, wird es
auf der Verpackung auch entsprechend gekenn-
zeichnet. So können Sie sich sicher sein, dass keine
Reste der chemischen Reinigung oder andere Ver-
schmutzungen in dem Öl vorhanden sind.

Risiken und Nebenwirkungen

Auch wenn es sich hierbei um ein natürliches Produkt handelt, sollten Sie auf die richtige Anwendung achten. Denn bei Anwendungsfehlern kann es trotzdem zu unerwünschten Nebenwirkungen kommen. Sie sollten auf die Anwendung von Magnesiumöl verzichten, wenn Sie an Nierenerkrankungen und Herzerkrankungen leiden. Aber auch wenn Sie bestimmte Medikamente einnehmen wie Nierenmedikamente, Herzmedikamente, Antibiotika und Eisenpräparate, sollten Sie auf die transdermale Magnesiumtherapie lieber verzichten oder vorher mit ihrem Arzt darüber sprechen. Allerdings sollten auch Dialysepatienten, sowie Menschen mit einer ärztlichen Warnung vor dem Verzehr von Nahrungsergänzungsmitteln, sollten das Magnesiumöl nicht anwenden.

Das reine Magnesiumöl sollten Sie außerdem nicht bei Kindern anwenden. Die Haut der Kinder ist noch sehr dünn und empfindlich, sodass es bei der Anwendung schnell zu Reizungen oder anderen Reaktionen kommen kann. Außerdem sollte das Öl nicht mit offenen Wunden oder schon bestehenden Hautirritationen in Berührung kommen, dies hätte zur Folge, dass es sehr unangenehm brennen würde und die Irritation im Zweifel sich verstärken würde. Bei der Anwendung im Gesicht sollten Sie darauf achten, dass kein Öl ins Auge gelangt. Ist jedoch das Öl aus Versehen doch ins Auge gekommen, sollten Sie es sofort unter fließendem Wasser ausspülen.

Machen sich bei der Anwendung des Magnesiumöls Hautreizungen bemerkbar machen, sollten Sie das Öl verdünnen oder auf das Magnesiumöl sensitiv zurückgreifen. Hier ist die Konzentration geringer.

Auf frisch rasierte Hautbereiche darf es nicht

angewendet werden. Dies würde zu einem starken Brennen führen. Sie sollten also um die 24 Stunden abwarten, bis Sie das Öl auf diese Hautbereiche auftragen. Die Anwendung im Genitalbereich und auf den Brustwarzen sollte auch dringend vermieden werden. Es würde auch hier zu sehr unangenehmen brennen und stechen führen.

JUCKEN / STECHEN / KRIBBELN

Bei hohen Konzentrationen verursacht das Öl bei direktem Kontakt auf der Haut ein juckendes und kribbelndes unangenehmen Gefühl auf der betroffenen Stelle. Diese Probleme sind vor allem bei Beginn der Verwendung zu beobachten. Je häufiger das Öl benutzt wird, desto weniger Probleme werden Sie damit haben. Sollte trotzdem das Stechen bestehen bleiben, können Sie das Öl auch mit Wasser mischen, um so eine bessere Verträglichkeit zu erzielen. Sollte Ihre Haut sehr empfindlich darauf reagieren, können Sie es 50:50 mit Wasser mischen. Dabei wird jedoch auch die Konzentration selbstverständlich deutlich reduziert und so der gewünschte Effekt deutlich abgeschwächt.

Bei der Anwendung kann es unter Umständen außerdem zu Juckreiz führen, wenn sich die Blutgefäße schneller unter der Anwendung, aufgrund eines Mangels, öffnen. Noch ein Grund könnten die Salzrückstände es Öls sein. Ist das Öl auf der Haut getrocknet, hinterlässt es mineralische Salzrückstände, welche zu Juckreiz oder einem Kribbeln führen können. Mit einfachem Abwaschen der Stelle sollten diese Nebenwirkung jedoch behoben werden.

So ein Kribbeln oder Jucken kann allerdings auch auftreten, wenn zum Beispiel der Körper noch nicht an diese Art der Anwendung gewöhnt ist. Sie sollten also vor allem am Anfang, mit kleinen Hautpartien anfangen und so den Körper nach und nach daran gewöhnen.

DIE KORREKTE ANWENDUNG UND DOSIERUNG

Die richtige Dosierung ist abhängig von der Stärke der Problematik. Haben Sie nur Probleme nach dem Sport? Oder besitzen Sie dauerhafte Schmerzen? Oder möchten Sie Ihren Magnesiumhaushalt wieder auf Vordermann bringen? Danach richten sich die Konzentration und die Menge des aufzutragenden Öls. Haben Sie nur Probleme nach dem Sport, reicht es, wenn Sie das Öl auch nur nach dem Sport auf die betroffenen Stellen korrekt auftragen. Bei dauerhaften Problemen und einem verminderten Magnesiumhaushalt, sollten Sie das Öl täglich anwenden. Dabei sollten sie pro Tag fünf bis 20 Sprühstöße auf die beliebige Körperstelle auftragen. Denken Sie dabei an die richtige Anwendung, um die volle Wirkung nutzen zu können. Nehmen die Schmerzen nach mehrmaliger Anwendung ab, können Sie auch die verwendete Menge entsprechend anpassen. In diesem Fall müssen Sie selbst etwas probieren und schauen, ob zum Beispiel schon eine Anwendung dreimal die Woche ausreichend ist.

Es gibt allerdings auch Faktoren die dafür sorgen, dass der Körper mehr Magnesium benötigt.

Diese Faktoren sind unter anderem Stress, eine Entgiftung des Körpers und bestimmte Diäten. In diesen Fällen müssen Sie mehr des Öls verwenden, da der Körper einen höheren Bedarf aufweist.

Für das Fußbad verwenden sie etwa 300g Magnesiumchlorid-Pulver auf fünf Liter Wasser. Die Temperatur sollte maximal 39 Grad betragen. Anschließend können Sie Ihre Füße 20-30 Minuten lang baden.

Für das einprozentige Vollbad verwenden Sie 300-500g Magnesiumchlorid. Auch hier sollten Sie auf die Temperatur achten, denn die sollte 39 Grad nicht übersteigen, die Badezeit sollte zwischen 20-30 Minuten liegen.

Sie sollten außerdem darauf achten, dass Sie empfindliche Körperteile aussparen.

Dosierungsbeispiele
Wenn sie täglich 500 mg Magnesium aufnehmen möchten, gibt es dazu folgende Dosierungsbeispiele

1. 50 Sprüher Zechstein Magnesiumöl Sensitiv = 500 mg reines Magnesium
2. 33 Sprüher Magnesium Fluid = 500 mg reines Magnesium

Was ist Zechstein-
Magnesium?

Bei diesem Magnesium handelt es sich um
Millionen Jahre alte marine Ablagerungen,
die in Europa von dem Zechsteinmeer ge-
prägt worden sind. Dieses flache Epikontinental-
meer, bestand vor etwa 258-250 Millionen Jahren im
heutigen Mitteleuropa und reichte von Grönland
über England, Dänemark, Deutschland, Polen, Li-
tauen und bis nach Belgien. Aufgrund dieses sehr
magnesiumreichen Minerals wird es heute unter anderem in Magnesiumöl verwendet. Das Zechstein-
magnesium verfügt über einen hohen Reinheitsgrad

und beinhaltet keine Chemie. So befinden sich in einem Milliliter des Zechstein Magnesiumchlorids, 103 mg pures Magnesium. Erst seit 1982 gibt es die Möglichkeit, dieses unberührte Mineral in einer Tiefen von 1600 Metern zu gewinnen.

Auch dieses Zechstein-Öl wird auf die Haut aufgetragen und anschließend einmassiert. Die Anwendung unterscheidet sich also nicht zu anderen Präparaten.

Anleitung zur Selbstherstellung

Um Magnesiumöl selbst herzustellen, benötigen Sie folgende Dinge. Sie sollten bei der Auswahl des Magnesiumchlorids unbedingt auf die Reinheit und die Qualität achten und es sollten keine anderen Stoffe enthalten sein. Am besten empfiehlt sich also das Magnesiumchlorid aus dem Zechsteinmeer.

- 1 Liter Messbecher
- Waage
- 100 ml Sprühflasche
- 100 ml Wasser
- 30 g Magnesiumchlorid

DIE HERSTELLUNG

1. Als Erstes geben Sie die 30 g Magnesiumchlorid in einen Messbecher.

2. Wärmen Sie 100 ml Wasser auf Körpertemperatur auf und geben Sie 100 ml in den Messbecher.

3. Rühren Sie mithilfe eines Löffels oder ähnlichem so lange um, bis das Magnesium sich vollständig aufgelöst hat.

4. Geben Sie anschließend die Magnesiumlösung in die Sprühflasche und lassen es noch ein wenig abkühlen. Nun ist das Öl fertig.

Magnesiumöl – ein Wundermittel?

Bei so vielen positiven Eigenschaften und Wirkungen auf den Körper könnte man das durchaus denken. Ein Wundermittel in dem Sinne ist es jedoch nicht. Man kann aber sagen, dass ohne eine ausreichende Magnesiumversorgung viele Probleme und Beschwerden nicht oder nur schwer behandeln lassen. Aus diesem Grunde und dem Einfluss von Magnesium auf den Körper, ist eine Anwendung von Magnesiumöl, für ein gesundes Leben so wichtig.

Wer sollte Magnesiumöl verwenden?

Sollten einige von den genannten Punkten auf Sie zutreffen, ist die zusätzliche Magnesium-Anwendung sehr zu empfehlen.

- Sie haben nur eine unzureichende Magnesiumaufnahme durch eine bestehende Essstörung, durch stark verarbeitetes Essen, einseitige Ernährung oder Sie sind Vegetarier oder Veganer?

- Sie besitzen eine erhöhte

Magnesiumausscheidung durch erhöhtes Schwitzen und zu viel Stress?

• Es besteht eine behinderte Magnesiumaufnahme durch zu viel Phosphor, Alkohol, Darmerkrankungen oder einer Kalziumsubstitution.

• Sie haben Beschwerden wie Muskelkrämpfe und Muskelzuckungen sowie Muskelverspannungen, Gelenkbeschwerden und Rückenschmerzen. Oder Depressionen, Unruhe, Herzklopfen oder Schlafstörungen sowie Energiemangel und eine Immunschwäche?

• Sie sind Ausdauersportler?

• Sie sind Raucher oder trinken regelmäßig Alkohol oder nehmen regelmäßig Tabletten wie Cortison, Antibiotika oder Psychopharmaka ein?

• Sie hatten vor kurzem eine Operation oder eine Narkose?

• Sie nehmen regelmäßig Hormonpräparate wie die „Pille" ein?

• Sie sind 50+?

Gegner der Magnesiumöl-Therapie

Wie bei jeder Sache gibt es auch bei der transdermalen Anwendung von Magnesiumöl gewisse Gegner. Diese Gegner sprechen von einem unüberwindbaren Schutzwall der Haut, den nur lipophile also fettlösliche Substanzen überwinden können. Dank gewissen Studien, Untersuchungen und einer Vielzahl von Menschen, die die transdermale Magnesiumtherapie bereits bei sich getestet haben, spricht das Ergebnis für sich. Sie sprechen davon, dass zwar Hautanhang-Gebilde wie die Talg- und Schweißdrüsen und auch die Haarfollikel durch die Epidermis hindurch treten und theoretisch auch als Einlassöffnungen für das Magnesiumöl dienen können, diese jedoch flächenmäßig einen so geringen Anteil ausmachen, dass es für sie keine Rolle spielt. Doch wie die genaue Aufnahme von Magneisumöl aussieht, lesen Sie unter dem Punkt „die transdermalen Transportwege".

Sie können ja noch einmal überlegen, wie viele kleine Häärchen Sie zum Beispiel auf den Armen, an den Beinen oder auf dem Bauch besitzen. Der ganze Körper besitzt Milliarden von kleinen Häärchen und alle diese Häärchen besitzen Haarfollikel über die das Magnesiumöl eindringen kann. Dazu kommen dann noch die Talgdrüsen und Schweißdrüsen. Es sind also doch sehr viel mehr als von den Gegnern erzählt.

Der Erfolg, den manche Menschen bereits mit dieser Art der Magnesiumtherapie erzielen konnten, spricht für sich und gegen die Aussagen der Gegner zu transdermalen Magnesiumtherapie.

Studien

Die ersten Nachweise zur transdermalen Magnesiumresorption, wurden von dem amerikanischen Arzt Norman Shealy erbracht. So untersuchte er über sechs Jahre lang verschiedene transdermale Darreichungsformen von Magnesium. Er konnte durch die Bestimmung des intrazellulären Magnesiumspiegels nachweisen, dass bei einem vorhandenen Magnesiummangel, durch die transzelluläre Anwendung innerhalb von vier bis sechs Wochen wieder der Normalwert erreicht wurde. Die schnellste und beste Aufnahme wurde mit einer intravenösen Magnesiumtherapie erreicht. Hier wurden die Ergebnisse bereits nach zwei Wochen erreicht. Ganz anders sieht es bei der bisher häufigsten Anwendung aus. Mit der oralen

Magnesiumsubstitution wurde erst nach sechs bis zwölf Monaten das Ziel erreicht.

Bei einer anderen zwölfwöchigen transdermalen Studie wurden vor und nach der Anwendung mit einer 31 Prozent gesättigten Magnesiumchlorid-Lösung, der Blutspiegel und der zelluläre Magnesiumgehalt mit einer Haaranalyse bestimmt. Bei 89 Prozent der Teilnehmer konnten nach einer Zeit von zwölf Wochen der Behandlung bereits ein Anstieg des zellulären Magnesiumgehalts festgestellt werden. Der Anstieg umfasste durchschnittlich 59,5 Prozent. In vergleichbaren Untersuchungen mit einer oralen Einnahme, konnten solche Ergebnisse erst nach neun bis 24 Monaten erreicht werden. Das Ergebnis ist beeindruckend. Hinzu kam, dass alle Teilnehmer der Studie während des Zeitraums ebenso eine durchschnittliche Verbesserung des Kalzium-Magnesium-Verhältnisses um 25,2 Prozent, aufwiesen. Es wurde außerdem bei 78 Prozent der Probanden ein Entgiftungseffekt von Schwermetallen beobachtet.

(UNIVERSITÄT BIRMINGHAM)

Die Uni Birmingham hat untersucht, ob Magnesium aus einem Vollbad aufgenommen werden kann. Die Anzahl von 19 Teilnehmern badete über einen Zeitraum von sieben Tagen, zwölf Minuten lang in einer einprozentigen Magnesiumsulfat-Lösung. Die anschließende Untersuchung des Magnesiumwerts wurde im Blut und im Urin untersucht. Es zeigte sich auch hier, dass bei 16 der 19 Teilnehmer nach den sieben Tagen der Magnesiumspiegel sowohl im Urin als auch im Blut angestiegen ist. Bei den Teilnehmern wo kein Anstieg der Blutwerte beobachtet werden konnten, wiesen jedoch einen Anstieg im Urin auf. Somit kann durchaus bestätigt werden, dass Magnesium durch die Haut aufgenommen und abhängig des Magensiumstatus über die Nieren wieder ausgeschieden werden kann.

(MAYO CLINIC, ROCHESTER – USA)

Eine weitere Anwendungsstudie wurde von der Mayo Clinic in Rochester in den USA, über die transdermale Aufnahme von Magnesium, veröffentlicht. In dieser Studie wurde untersucht, ob Magnesiumöl auch bei Fibromyalgie wirkt. Bei dieser Studie nahmen 40 Frauen mit Fibromyalgie teil. Diese Frauen mussten einen entsprechenden Fragebogen ausfüllen, damit die Art und die Ausprägung der Beschwerden richtig auf einer Skala dokumentiert werden konnte. So hatten die Forscher anschließend einen besseren Vergleich.

Diesen Fragebogen mussten die Teilnehmerinnen nach zwei und dann nochmal nach vier Wochen nach Beginn der Therapie beantworten. In der Studie sollten die Teilnehmerinnen über einen Zeitraum von vier Wochen, vier Sprayhübe zweimal täglich, auf ihre Arme und Bein sprühen und anschließend einmassieren. Von den 40 Teilnehmerinnen haben 24 die Studie beendet und bei den 24 Frauen wurde bei allen eine deutliche Besserung der Beschwerden beobachtet.

(UNIVERSITÄT QUEENSLAND/ BRISBANE – AUSTRALIEN 2016)

Die Universität Queensland, Brisbane, Australien haben Ende 2016 eine von Prof. Ross Barnard geleitete Studie veröffentlicht. Diese Studie brachte den endgültigen Beweis, dass Magnesium durch die Haut aufgenommen werden kann. Hier fanden sie heraus, dass das Magnesium hauptsächlich über die Haarfollikel aufgenommen wird und über diesen Weg auch in den Körper gelangt. Wie viel tatsächlich aufgenommen wurde, war abhängig von der Konzentration und der Einwirkzeit.

Nachwort

Nachdem Sie den Ratgeber bis zum Ende durchgelesen haben, haben Sie nun einen Eindruck von der transdermalen Magnesiumtherapie. Die Gegner bringen Argumente, die aufgrund anderer Untersuchungen nicht tragbar sind und nicht der Wahrheit entsprechen. Sollten Sie also bestimmte Beschwerden besitzen oder einen Mangel an Magnesium besitzen, scheuen Sie nicht vor dieser Therapie. Bei der richtigen Anwendung und Dosierung können Sie durchaus sehr gute Ergebnisse erzielen. Sie wissen nun, dass an einem Magnesiummangel viele verschiedene Faktoren dran beteiligt sein können, wie zum Beispiel die Lebensmittelindustrie, die die Nahrungsmittel bis zur Wertlosigkeit der Nährwerte verarbeitet. Das Gemüse und Obst besitzen nicht mehr die Nährwerte, die sie vor einigen Jahrzehnten besessen haben. Nun wissen Sie, dass der Grund dafür, die ausgelaugten Böden sind. Besitzen Sie also einen eigenen Garten, können Sie selbst ihr eigenes Gemüse anbauen. Dieses Gemüse besitzt deutlich höhere Nährwerte als das aus dem Supermarkt. Das hat gleich mehrere Vorteile. Nach dem Durchlesen dieses Ratgebers wissen Sie außerdem über die Symptome eines Magnesiummangels, bescheid. Wenn Sie diese bei sich beobachten, haben Sie nun hiermit etwas an der Hand, was ihn bei einigen Bestimmungen der Symptome und der Anwendung helfen kann.

Also zögern Sie nicht und wenden Sie es selbst an und machen Sie sich ein eigenes Bild dazu. Lassen Sie sich von der Wirkung überzeugen und verbessern Sie Ihre Gesundheit und halten Sie bestimmte Krankheiten von sich fern.

Herstellung und Verlag:

BoD – Books on Demand, Norderstedt

ISBN: 9783750460270

1. Auflage

Kontakt: Psiana eCom UG/ Berumer Str. 44/ 26844 Jemgum

Covergestaltung: Fenna Larsson

Coverfoto: depositphotos.com

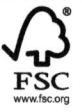